Comment calmer les pleurs de bébé ?

par Dominique van der Kaa

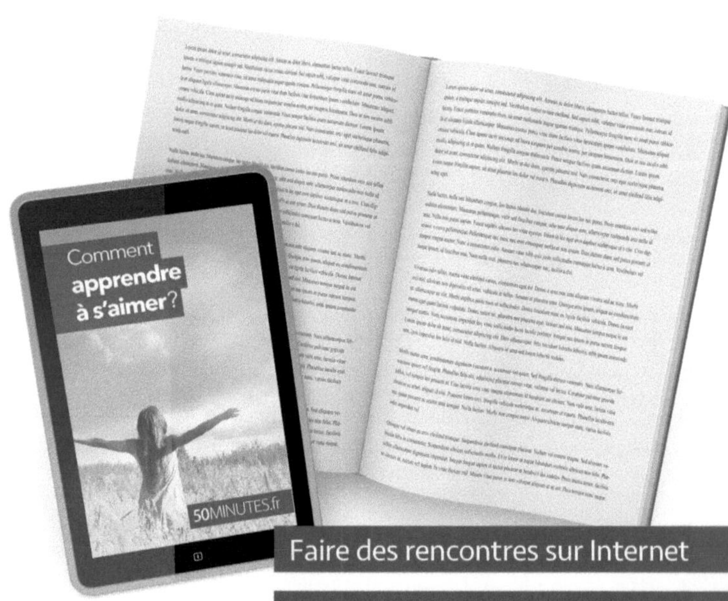

50MINUTES.fr

NE SORTEZ PAS BATTU DES SENTIERS
MAIS SORTEZ DES SENTIERS
BATTUS !

Comment apprendre à s'aimer ?

50MINUTES.fr

Faire des rencontres sur Internet

Apprendre à s'aimer

Faire aimer l'école à mon enfant

Gérer une dépression

Mieux vivre la crise de la quarantaine

www.50minutes.com

COMMENT CALMER LES PLEURS DE BÉBÉ ?

- **Problématique ?** Les pleurs, bien que faisant partie intégrante du développement du nouveau-né, sont une source de préoccupation importante pour les parents. Ils peuvent en effet engendrer des tensions au quotidien lorsque l'on ne parvient pas, ou plus, à les maîtriser.
- **Objectifs ?** Comprendre les pleurs de son enfant et y répondre efficacement.
- **FAQ**
  - Mon bébé fait-il des caprices quand il pleure ?
  - Pourquoi certains nourrissons continuent-ils de pleurer alors que l'on a répondu à leurs besoins ?
  - Que faire si mon bébé pleure pendant la nuit ?
  - Que sont les spasmes du sanglot ?
  - Comment gérer un épisode de colère ?
  - Comment calmer les pleurs de mon enfant lorsque je suis à l'extérieur ?

Si l'arrivée d'un enfant est avant tout synonyme de bonheur et de plénitude pour les nouveaux parents, les premiers mois peuvent s'avérer éreintants tant sur le plan physique qu'émotionnel. En effet, on se trouve très vite confronté à un premier défi de taille : les pleurs de bébé. Le nourrisson, n'ayant pour seul moyen de communication que sa voix, exprime tout ce qu'il ressent à travers ses pleurs, au grand désarroi de ses parents qui ne comprennent pas toujours le message qu'il veut leur faire passer. Arrivent alors les questionnements, les doutes et la culpabilité : « Je ne suis pas un bon parent, car je n'arrive pas à calmer mon bébé », « Est-ce que je m'occupe bien de mon enfant ? », « Pourquoi n'arrête-t-il pas de pleurer, j'ai pourtant fait tout ce que l'on conseille de faire ! »

Face à la détresse de leur nourrisson qu'ils ne réussissent pas à apaiser, certains parents peuvent se sentir fautifs, voire incompétents, et finir par nourrir une forme de rancœur irrationnelle à l'encontre de leur enfant ou par développer des comportements d'évitement. Pourtant, les pleurs sont un phénomène normal et essentiel pour le développement du nourrisson. En grandissant, il découvrira d'autres façons de communiquer et les pleurs se feront plus rares. Mais, pour l'heure, il s'agit de son seul moyen de communication quant à son mal-être.

La façon dont il aura vécu ses premières interactions sociales, puis sa première éducation avec la mise en place de règles à respecter à la maison et à l'extérieur, l'aideront à construire sa personnalité et lui donneront de bonnes bases pour aimer et se faire aimer. Il est donc primordial pour les parents d'accepter les pleurs sans les ignorer, d'avoir une écoute réconfortante pour que ceux-ci reçoivent une réponse bienveillante qui permettra au tout-petit un développement équilibré.

POURQUOI MON BÉBÉ PLEURE-T-IL ?

LES PLEURS DU PREMIER ÂGE

La naissance est un moment d'intense émotion durant lequel le nouveau-né et les parents se rencontrent pour la première fois. Après avoir quitté le doux cocon que formait le ventre de sa maman, l'enfant découvre un monde qu'il ne connaît pas. Il peut donc présenter un certain désarroi devant la foule de sensations nouvelles qu'il expérimente : la faim, la lumière, le bruit, les modifications de température, etc. Par un réflexe nerveux, il va contracter tous ses muscles respiratoires et aspirer une bouffée d'air avant de la relâcher dans un cri perçant : c'est la première respiration.

LE SAVIEZ-VOUS ?

Durant les premières semaines de vie, le nouveau-né crie et pleure sans larmes, car ses canaux lacrymaux ne sont pas encore fonctionnels.

Lors des semaines et mois suivant sa venue au monde, les pleurs suivent une courbe d'intensité et de fréquence que les spécialistes appellent la courbe normale des pleurs. Ainsi, il a été observé que les pleurs et la quantité moyenne d'agitation du nouveau-né ont tendance à augmenter vers la deuxième semaine de vie pour culminer au cours du deuxième mois, habituellement vers six à huit semaines, avant de diminuer et de se stabiliser vers 4 à 5 mois.

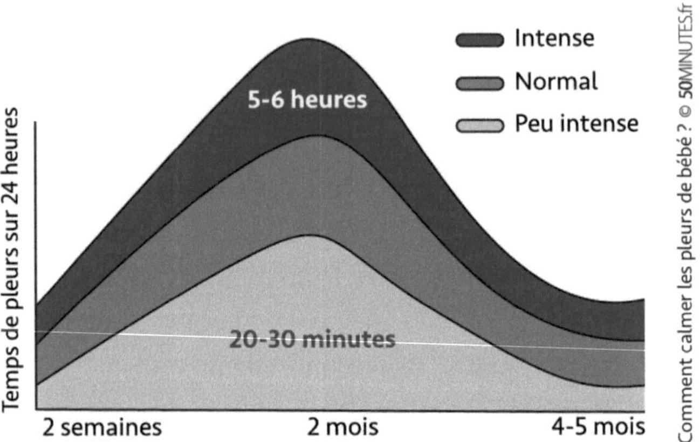

Cette courbe des pleurs présente notamment plusieurs caractéristiques :

- il s'agit d'un comportement universel que l'on retrouve dans toutes les cultures, et même chez toutes les espèces de mammifères. Il ne s'agit donc pas d'un phénomène exclusivement humain ;
- elle apparaît au même âge corrigé chez le prématuré, ce qui constitue une preuve du fait qu'elle serait liée à la maturation ;
- elle est stable depuis plusieurs décennies dans les sociétés occidentales où elle a été étudiée.

Lors des premières semaines de vie du nouveau-né, il est vraiment très difficile de comprendre en analysant les pleurs et ses caractéristiques ce qui les a déclenchés. Ils sont seulement un signal qui transmet une information (besoin, détresse), mais rien de distinctif ne permet d'en établir la cause.

À partir de 3 mois, le nourrisson découvre d'autres moyens de communication, et ses pleurs s'espacent progressivement – hormis lors des poussées dentaires. Cette étape marque également le moment où les parents commencent à différencier les différents types de pleurs et les besoins qui lui sont liés.

Vers 8-9 mois, le tout-petit peut distinguer les visages familiers et exprimer son inquiétude face à une personne inconnue en pleurant. C'est ce qu'on appelle l'angoisse du huitième mois, un phénomène qui témoigne d'un attachement solide à un adulte privilégié.

Par la suite, le tout-petit reste très sensible aux émotions. Ses pleurs peuvent être une façon de manifester sa frustration ou sa colère quand il n'arrive pas à faire quelque chose, quand il est débordé par la fatigue, quand on lui oppose un refus ou encore quand une décision lui échappe.

UN MOYEN D'EXPRIMER UN BESOIN

Un nouveau-né n'a pas accès à la parole. Il n'a pas non plus la possibilité de faire des gestes. Pleurer est le seul moyen dont il dispose pour attirer l'attention de ses parents et leur faire savoir qu'il a besoin d'assistance. Les pleurs constituent donc un élément-clé dans la relation enfant-parent. En reconnaissant ce signal et en y répondant de façon adéquate, une relation d'attachement réciproque pourra se créer : le nourrisson associera ses parents à une réponse gratifiante, et les parents seront récompensés par l'apaisement des pleurs de leur enfant.

La faim

La faim constitue la raison d'environ un tiers des pleurs du nouveau-né, ce qui en fait la cause la plus courante. En raison de sa faible capacité stomacale, le bébé peut réclamer à manger très fréquemment. De plus, *in utero*, le fœtus était nourri en continu par le cordon ombilical, une adaptation métabolique est donc nécessaire à la naissance.

Un inconfort

Votre enfant commence à se contorsionner, son visage se tord, il geint puis sanglote alors qu'il a été nourri il y a peu et qu'il refuse le biberon ou le sein ? Votre enfant est peut-être tout simplement dans une situation inconfortable. Les causes les plus courantes sont : une couche mouillée ou souillée ; des vêtements trop serrés, trop chauds ou trop fins, qui perturbent le nouveau-né, encore incapable de réguler sa température ; une position inconfortable dans son transat, etc. Remédier à cet inconfort calmera immédiatement les pleurs de votre bébé.

La fatigue

Le nourrisson peut rapidement se fatiguer lorsqu'il se trouve en présence de nombreuses personnes ou qu'il est fort sollicité. Une stimulation trop intense peut entraîner des pleurs de détresse chez l'enfant qui ne parvient plus à faire le vide et à se calmer, et peut avoir pour conséquence des difficultés à s'endormir.

En cas de fatigue, certains indices sont observables : il se frotte les yeux et bâille ; il devient immobile et grognon ; son regard se fixe dans le vide ; il pousse quelques plaintes puis se met à pleurer. Tous ces signes vous annoncent qu'il est temps de le mettre au lit !

Un besoin de proximité

La recherche de proximité avec l'adulte est primordiale pour le nouveau-né qui peut se montrer angoissé quand il se trouve séparé de ses parents. Ce phénomène est observable chez tous les mammifères, ce qui laisse à supposer que nous avons une histoire évolutive commune. Toutefois, le nouveau-né humain est celui qui naît avec le cerveau le plus immature. Il est donc complètement dépendant de l'adulte qui doit assurer sa survie et son bien-être à la naissance et lors de sa première année de vie. Cette dépendance explique son besoin de contact physique. Outre cette immaturité, le cerveau inférieur du nourrisson (celui qui gère les émotions) prend le dessus sur son cerveau cognitif, il est donc très vite submergé par ses émotions et demande à être rassuré ou réconforté par l'adulte.

Ce n'est que graduellement que le nourrisson parvient à accepter la distance entre sa mère et lui. En grandissant, les voix familières des parents, le doudou, etc., pourront suffire à calmer le nouveau-né.

UN ÉLOIGNEMENT TROP PRÉCOCE ?

Différentes études ont démontré qu'un nouveau-né laissé auprès de sa mère pendant l'heure qui suit l'accouchement pleurait jusqu'à dix fois moins qu'un nourrisson placé dans un berceau en nurserie. Même si certaines situations rendent nécessaire la séparation entre la mère et l'enfant à la naissance, aujourd'hui, de plus en plus de maternités vous proposeront d'offrir un contact peau à peau à votre nouveau-né après l'accouchement, en le couchant sur votre ventre ou en le nichant contre votre sein. Si votre maternité ne vous le propose pas, n'hésitez pas à demander de prendre l'enfant dès la fin de ses soins post-accouchement.

L'ennui

Le nourrisson pleure également lorsqu'il est seul et qu'il n'a rien à sa portée pour jouer ou se stimuler. Ces pleurs diminueront au fur et à mesure de son développement moteur puisqu'il deviendra peu à peu capable d'attraper un jouet, de se retourner, de s'asseoir, de se déplacer, etc.

La douleur

Les cris et pleurs qui traduisent une douleur, une maladie ou un problème physique réel sont en général assez différents des autres types de pleurs. Les nourrissons peuvent exprimer leurs maux par des pleurs intenses ou, au contraire, peuvent s'enfermer dans un mutisme et une forme d'apathie. Il est donc important de noter tout comportement inhabituel chez votre enfant.

Puisque la résistance à la douleur est très variable d'un nouveau-né à l'autre, son intensité est difficile à évaluer. Toutefois, il existe des grilles d'observation qui se basent sur différents critères physiologiques pour estimer la douleur et ainsi ajuster le traitement.

Lors des poussées dentaires, qui surviennent vers la fin du premier semestre, il n'est pas rare de voir vos journées rythmées par les cris de votre enfant, qui ressent une vive douleur lorsque ses dents percent la gencive. En outre, ce phénomène naturel est régulièrement associé à des érythèmes fessiers (rougeurs cutanées) et des infections ORL, qui peuvent intensifier la fréquence et l'intensité des crises de larmes.

Les « coliques » du nourrisson

Si les « coliques » affectent un assez grand nombre de nouveau-nés durant les trois premiers mois de leur vie, elles restent pourtant un mystère au niveau médical. On pense aujourd'hui qu'elles correspondraient plus à un tempérament du nourrisson – par ailleurs normal – qui aurait une réactivité plus grande. C'est pourquoi on préfère les termes de « pleurs inexpliqués » ou de « pleurs excessifs », car ils évitent la connotation trompeuse de douleurs abdominales véhiculée par le terme « coliques ».

Ces pleurs, qui surviennent aussi bien chez les nourrissons nourris au sein qu'au biberon, débutent et s'arrêtent sans raison. Ils démarrent de façon inopinée et imprévisible et n'ont aucun rapport avec l'un des besoins essentiels du nourrisson (faim, couche sale, besoin d'apaisement). Il est donc souvent assez difficile de l'apaiser, et ce d'autant plus qu'il donne l'impression d'avoir mal. Ces « coliques » disparaissent progressivement vers le troisième ou quatrième mois, moment où le développement psychomoteur du nourrisson a bien évolué. Seuls quelques bébés continuent à pleurer et à s'agiter après cette période.

Aucun traitement n'a vraiment fait ses preuves. Il faut donc tester plusieurs techniques pour trouver celles qui parviendront à calmer votre bébé.

Les pleurs du soir

Les pleurs sont plus courants en fin de journée et dans la soirée. Ils sont attribués à plusieurs raisons :

- la peur de la nuit qui approche, car le nourrisson découvre le rythme circadien ;
- l'accumulation de stress pendant la journée : découvertes, émotions fortes, etc. ;
- la fatigue de la mère qui répond moins bien aux demandes.

Cette période dure en général quelques semaines et n'a rien d'inquiétant. Il ne faut en effet pas oublier que le bébé est une véritable éponge, et certains médecins émettent l'hypothèse selon laquelle son système nerveux serait trop peu développé pour supporter le stress accumulé en journée. Le nouveau-né tente alors de l'évacuer par ses pleurs.

D'autres explications

- **Un accouchement difficile** ou une naissance prématurée peut expliquer des pleurs chez un nouveau-né.
- **Le vécu de la grossesse.** Les femmes qui fumaient alors qu'elles étaient enceintes ont plus de risque d'avoir des nouveau-nés sujets aux « coliques ». Celles qui étaient stressées ou angoissées ont plus facilement des nourrissons irritables avec un sommeil perturbé, etc. Il est donc particulièrement important de veiller à sa santé et à son équilibre durant la grossesse.
- **Les bébés « difficiles ».** Ce sont les nouveau-nés qui éprouvent le plus de difficultés à gérer tous les stimuli venus de l'extérieur, mais aussi de l'intérieur comme les gaz, les selles, etc. Les bébés que l'on dit « difficiles » sont hypersensibles et peuvent pleurer pour des choses qui ne dérangeraient pas un autre enfant. Il est

donc important d'être conscient du niveau de tolérance de votre nouveau-né. Si votre enfant ne peut supporter qu'un stimulus à la fois, agissez en conséquence.

- **Le non-respect des rythmes du bébé**. Le nourrisson pleure quand on ne respecte pas ses rythmes physiologiques. Par exemple, quand on lui donne le bain alors qu'il a faim, quand on le réveille parce qu'il faut conduire les plus grands à l'école, etc. Il est donc impératif au début de respecter les rythmes naturels de l'enfant.

- **La frustration de ne pas arriver à s'exprimer**. D'après les statistiques, les pleurs diminuent de façon assez importante lorsque l'enfant développe un autre moyen de communication. Les plaintes du nourrisson pourraient donc également être l'expression de sa frustration à ne pas pouvoir se faire comprendre.

- **Un trop plein d'énergie** que l'enfant, incapable de se déplacer, accumule et libère par des pleurs, généralement avant un endormissement brusque. Ces pleurs sont intenses et courts. Ils ne semblent pas avoir valeur d'appel.

- **La sensibilité du bébé**. Les nourrissons sont particulièrement sensibles aux tensions des adultes qui leur prodiguent des soins. Si les parents sont peu disponibles ou sont en période de souffrance, le nourrisson perd leur attention, pleure et se fige. Le lien entre une mère dépressive et son bébé peut ainsi être troublé. Il en est de même quand elle souffre d'une psychose post-partum et est incapable de décrypter les messages de son enfant.

- **Des parents trop centrés sur l'enfant.** Une mère craintive vis-à-vis d'une mort subite, un enfant très attendu qui arrive après plusieurs fausses-couches, etc., sont autant d'éléments que le bébé percevra. Il pourra donc développer des angoisses qui s'exprimeront par des pleurs.

POURQUOI CALMER LES PLEURS DE MON ENFANT ?

Les nouveau-nés laissés seuls à leurs pleurs sont dans le désarroi, et il leur sera plus difficile d'acquérir un sentiment de confiance pourtant indispensable à un bon épanouissement. Ils risquent donc de devenir des adultes anxieux, incapables de gérer leur stress. Alors que, lorsque les parents répondent assez vite aux appels de leur enfant, et ce de façon bienveillante, un lien affectif se crée, qui permettra au tout-petit d'avoir confiance en l'autre. C'est en effet par ce biais qu'il découvre qu'il pourra recevoir de l'aide quand il en aura besoin et qu'il pourra développer un sentiment de sécurité. Ces enfants utiliseront également moins souvent les pleurs comme moyen de communication après 1 an.

LES PLEURS, UNE AFFAIRE DE CULTURE

Alors qu'en Occident on valorise essentiellement l'indépendance et l'autonomie précoce, dans de nombreuses cultures, on pratique le maternage proximal, qui consiste à assurer un contact presque permanent entre l'enfant et sa mère. Celle-ci peut donc répondre presque instantanément aux besoins fondamentaux de son enfant. Dans ces cultures, on craint en effet que les pleurs du nourrisson soient le signe du fait que le nouveau-né ne se sente pas bien traité au sein de sa famille, ce qui pourrait l'amener à vouloir repartir ; dans d'autres, on considère que les cris attirent les esprits malfaisants qui pourraient venir le chercher.

Il est en outre important de réagir le plus calmement possible aux pleurs de votre enfant et de ne pas se sentir inquiet ou dépassé si vous ne parvenez pas à l'apaiser. Dans le cas contraire, vous pourriez être amené à réaliser des gestes qui auront un effet néfaste sur votre enfant. Il ne faut, par exemple, jamais secouer son enfant pour le calmer, car cela peut provoquer des hémorragies cérébrales qui peuvent avoir de lourdes conséquences : infirmité motrice, malvoyance, etc.

COMMENT APAISER
SES CRISES DE LARMES ?

Les pleurs du nouveau-né ont très rarement une cause organique. Ils sont avant tout un signal transmis par le nourrisson dont la principale fonction est d'attirer l'adulte afin de favoriser les soins et les interactions.

Pour le calmer, il est préférable de répondre rapidement à son appel, car, ne pas le faire, c'est refuser ses essais de communication. En outre, si vous le laissez pleurer trop longtemps, il aura oublié la raison pour laquelle il pleure et sera plus difficile à calmer.

Si, durant les premiers mois de la vie de votre enfant, vous éprouvez des difficultés à comprendre ses besoins, ne vous inquiétez pas ! C'est tout à fait normal, car durant cette période, aucun élément dans les pleurs ne permet d'en déterminer la cause. Au bout de 3 mois, vous commencerez à différencier les plaintes de votre enfant. Vous aurez appris de façon naturelle à y reconnaître de légères différences de tonalités et d'intensité. Vous pourrez ainsi mieux déterminer quand il s'agit d'une « urgence » ou de pleurs passagers. Il est en effet important, à un moment de son développement, de lui permettre de gérer seul certains des problèmes qu'il rencontre. Sans cela, comment pourra-t-il trouver en lui ses propres ressources, s'il considère que vous serez toujours là pour répondre aux moindres de ses besoins ?

TROUVER L'ORIGINE DES PLEURS

La première chose à faire lorsqu'un enfant pleure est d'en chercher la cause : A-t-il faim ? Est-il fatigué ? Son lange est-il souillé ? A-t-il chaud ou froid ? Recherche-t-il une présence ? S'ennuie-t-il ? Même s'il n'est pas capable de vous répondre, il est important que vous lui posiez des questions afin d'ouvrir le dialogue.

Il est également capital d'éliminer les causes médicales des pleurs. Si le nouveau-né tousse, a le nez qui coule, a de la fièvre, vomit ou présente des selles liquides, ou si tout simplement ses cris vous paraissent différents, consultez rapidement votre médecin.

Pour calmer bébé, il n'existe pas de remède miracle. En effet, toutes les méthodes ne fonctionnent pas avec tous les bébés et, si une technique a fait ses preuves avec le vôtre un jour, ce n'est pas pour autant qu'elle fonctionnera encore le lendemain. Les moyens pour soulager les crises peuvent être classés dans six grandes catégories :

- la succion (qu'elle soit nutritive ou non) ;
- le contact et le mouvement ;
- la distraction ;
- les bruits et les vibrations ;
- les massages et les enveloppements ;
- les traitements et les régimes.

RÉPONDRE À SES BESOINS

Comblez son besoin de succion

La succion recentre le nouveau-né sur une sensation de plaisir, c'est pourquoi elle est consolatrice. N'hésitez donc pas à présenter votre sein pour que votre enfant puisse téter. Certains nourrissons découvrent assez rapidement qu'ils peuvent ressentir ce même plaisir en mettant leur pouce dans leur bouche ou en suçant leur doudou. La tétine doit être gardée en ultime recours, car elle peut s'avérer plus néfaste que bénéfique.

POURQUOI LA TÉTINE EST-ELLE NÉFASTE ?

Si elle peut aider le nourrisson à s'apaiser, la maintenir trop longtemps peut s'avérer néfaste pour plusieurs raisons :

- à court terme, si vous lui mettez la sucette en bouche dès qu'il pleure, votre nouveau-né n'essaiera pas de trouver lui-même un moyen de se calmer. Si vous l'avez habitué à une tétine, il aura plus tendance à rechercher une aide extérieure pour être réconforté. De plus, vous ne répondez pas nécessairement à sa demande ;
- ensuite, en entretenant un réflexe de succion, la tétine retarde l'acquisition du langage qui suit l'évolution de la mastication et du passage à une déglutition adulte ;
- enfin, à plus long terme, la tétine peut engendrer des troubles de l'articulé et des malpositions dentaires.

Favorisez le contact et le mouvement

Après avoir été bercés pendant neuf mois dans le ventre de sa mère, certains nourrissons peuvent avoir du mal à s'habituer à l'immobilité du lit. C'est pourquoi ils aiment être bercés et peuvent retrouver leur calme quand ils sont portés en écharpe. Il faut toutefois veiller à bien respecter leur position physiologique en le plaçant en position dite « assis/accroupi », en appui sur les fesses avec le dos arrondi et bien maintenu par le tissu. N'hésitez donc pas à :

- **le bercer**, que ce soit dans vos bras, dans le berceau, etc. ;
- **le porter et à marcher avec lui**. L'augmentation du temps de portage en dehors des besoins du nouveau-né et des épisodes de pleurs aurait pour effet de diminuer les crises de stress en fin de soirée ;
- **utiliser le balancement maternel** durant lequel le parent porte le nourrisson en se balançant d'une jambe sur l'autre sans bouger les pieds ;
- **danser avec votre bébé**. Attention toutefois à éviter les gestes brusques.

Le contact avec la peau de la mère ou du père peut se révéler tout aussi efficace pour calmer les angoisses de votre enfant. Favorisez ces moments de partage autant que possible. Vous pouvez par exemple l'allonger sur vos cuisses en le berçant éventuellement de droite à gauche et en repliant ses jambes sur son ventre ou encore prendre un bain avec lui. Vous pouvez également l'installer à plat ventre sur votre avant-bras, sa tête dans le creux de votre coude, tandis que l'une de vos mains tient ses jambes, ou soutenir sa tête et le haut de son corps avec une main et vous servir de votre autre main pour maintenir ses jambes en position de bouddha.

Trompez son ennui

L'ennui guette également votre nourrisson, et ce d'autant plus lors de ses premiers mois puisqu'il ne sait pas encore bouger tout seul. Lorsqu'il devient trop pesant, le nourrisson peut commencer à pleurer afin d'attirer votre attention. Dans ce cas, tentez de le placer devant quelque chose qui va attirer son attention (suivant son niveau de développement : un mobile, un jeu qui fait de la musique, etc.). Installez-le devant un miroir, un aquarium ou devant tout autre élément qui pourrait le distraire. N'hésitez pas non plus à partir en promenade avec lui en poussette ou en voiture.

Apaisez-le grâce à la musique

Certaines musiques peuvent avoir un effet relaxant et apaisant chez le nourrisson. Il en va ainsi des berceuses que vous pouvez lui chanter ou encore de certains morceaux de musique classique. Certains sons ont également ce bienfait. Ainsi, le son « chuuuut », qui dans de nombreuses cultures sert à demander le silence, imite en réalité le bruit de la circulation sanguine que le fœtus entend quand il est dans le ventre de sa mère. Il a donc lui aussi un effet très tranquillisant sur le nourrisson.

Détendez-le avec des massages ou l'emmaillotement

Masser bébé recèle de nombreuses vertus. En plus de favoriser le lien parent-enfant, il se révèle très relaxant et peut calmer certains petits maux liés à la digestion. Il est en outre particulièrement intéressant dans le développement de bébé qui apprend une nouvelle manière de communiquer et pourra se montrer plus à l'écoute de ses sensations. Il existe plusieurs méthodes de massage assez facile à pratiquer, mais l'idéal est de se former aux gestes de base afin de ne pas blesser bébé.

À côté des massages, de nombreux nouveau-nés aiment être enveloppés dans une couverture, un drap de bain ou dans les bras de leurs parents. Si cette technique était tombée en désuétude ces dernières années, on la redécouvre aujourd'hui en raison de ses nombreux bienfaits. L'emmaillotement peut en effet aider à calmer et à endormir le nourrisson, car le fait d'avoir les bras près du corps sans gestes incontrôlés peut le rassurer. Cela l'aide également à sentir les limites de son corps. Mais attention, l'emmaillotage ne doit pas être fait n'importe comment : il faut que le bébé ait les coudes pliés ou les mains sur le nombril. Il faut toutefois abandonner cette technique vers 1 mois ou 2 pour permettre à l'enfant de bouger et de développer son système moteur.

Veillez à son alimentation

Supprimez de l'alimentation du nourrisson (ou de la vôtre si vous l'allaitez) des produits qui peuvent engendrer coliques et maux intestinaux. On pense en premier aux protéines du lait de vache. Il y a aussi les aliments qui peuvent donner un goût particulier au lait et qui sont à éviter. Certaines mamans qui nourrissent leur bébé au sein rapportent qu'il pleure moins quand elles retirent de leur alimentation, outre le lait de vache, la caféine, les œufs, les agrumes, les légumineuses, les oignons, le raisin, les noix et noisettes, etc.

Au moindre soupçon d'allergie, quand vous introduisez de nouveaux ingrédients au menu de bébé ou s'il ne grossit plus voire perd du poids, pensez à noter les aliments pris par votre nourrisson, ses réactions, la date et l'heure du repas, mais aussi la réaction qui en a découlé (épisode de gastro-entérite, de constipation, vomissement, nourrisson grognon, etc.), et parlez-en à votre médecin afin de pouvoir mettre en place un repas adapté à ses besoins, à ses intolérances alimentaires ou à ses allergies.

DERNIERS CONSEILS

- Accordez à votre enfant une attention particulière, pleine et entière. Votre présence affectueuse et attentive est indispensable pour qu'il se sente aimé.
- Ne niez pas et ne minimisez pas les sentiments et sensations de votre nouveau-né. Ils peuvent en effet vous aider à repérer certains signes.
- Lors des pleurs du soir, laissez un peu de temps à votre nourrisson avant d'intervenir. Si son but est de se décharger du stress accumulé pendant la journée, il se calmera peu à peu.
- N'hésitez pas à maximiser le plus possible les contacts avec votre enfant, en le portant, en lui parlant, en le berçant, en le promenant, etc.
- Si vous vous sentez dépassé, ne restez pas seul. Demandez de l'aide à vos proches et à vos amis avant d'être complètement débordé. Certaines associations de secours aux parents en difficultés peuvent également vous écouter et vous apporter une aide précieuse.
- Si votre enfant est inconsolable alors que vous pensez avoir répondu à sa demande, dédramatisez. Parlez-lui, osez lui dire que vous n'avez pas trouvé la raison de ses pleurs, que vous espérez qu'il ira bientôt mieux et rassurez-le. Les pleurs sont nécessaires au bon développement de l'enfant et peuvent l'aider à évacuer toutes les tensions de la journée. N'hésitez pas à tenir un « journal des pleurs » dans lequel vous noterez les épisodes de pleurs ainsi que les périodes d'éveil et de sommeil de votre enfant pendant quelques jours. Ce journal vous permettra d'objectiver un comportement qui est tout à fait normal.

ACCEPTER LES PLEURS

Les pleurs de bébé font partie des comportements auxquels les parents ont souvent du mal à faire face. Pourtant, ils font partie du développement normal de tout nourrisson et représentent une première ébauche de communication. Il est donc important de pouvoir les accepter sans les ignorer. Bien y répondre est le premier défi de tout parent qui permettra au nouveau-né de « pleurer mieux » et de développer un sentiment de sécurité, car il saura que ses parents répondront à son appel. En réagissant assez vite, vous pourrez éviter certains pleurs ou tout simplement consoler plus rapidement votre bébé. Malgré tout, il arrive parfois que le nouveau-né continue à pleurer et qu'aucun parent ne parvienne à le calmer. Ne culpabilisez pas. Il n'y a pas de parents infaillibles ni de solutions miracles, et, comme nous l'avons vu, certains nourrissons sont plus difficiles que d'autres. Votre enfant a peut-être simplement besoin de décharger un trop-plein de stress et d'émotions. Dans tous les cas, ayez une écoute réconfortante pour que ces pleurs reçoivent une réponse bienveillante qui permettra à votre enfant de se développer harmonieusement.

FAQ

MON BÉBÉ FAIT-IL DES CAPRICES QUAND IL PLEURE ?

Non. Un nourrisson n'est pas un manipulateur. Il ne dispose pas encore de la structure mentale pour vous pousser consciemment à faire ce qu'il désire. Il exprime simplement un besoin pour lequel il attend une réponse, rapide de préférence. Les pleurs sont pour lui un moyen de communication, un signal qu'un besoin doit être assouvi, et doivent être perçus comme tels par ses parents.

Un nouveau-né ne va pas être gâté parce que ses parents le prennent dans leurs bras et répondent à sa demande quand il pleure. Accordez-lui toute l'attention qu'il réclame. Vous favoriserez ainsi un attachement sain et une relation de confiance. Ce n'est que plus tard que votre enfant découvrira qu'il peut vous manipuler et faire des caprices. À ce moment-là, il faudra vous montrer plus ferme.

POURQUOI CERTAINS NOURRISSONS CONTINUENT-ILS DE PLEURER ALORS QUE L'ON A RÉPONDU À LEURS BESOINS ?

Les pleurs inconsolables des nouveau-nés, ceux qui n'ont pas de relation apparente avec la cause qui les a déclenchés et qui s'auto-entretiennent d'une certaine façon, semblent être pour certains spécialistes un besoin qu'aurait le nourrisson de se décharger d'un excès de tension. Les pleurs rempliraient dans ce cas une fonction de libération émotionnelle, après une journée riche en découvertes (jeux, sortie, visite, etc.) par exemple.

QUE FAIRE SI MON BÉBÉ PLEURE PENDANT LA NUIT ?

À 6 mois, 33 % des nouveau-nés se réveillent encore chaque nuit et peuvent commencer à pleurer. Plusieurs raisons peuvent expliquer ces larmes : la faim – mais à partir de 4-5 mois ou un peu plus tard si vous lui donnez le sein, il ne devrait plus avoir faim la nuit –, la douleur physique (troubles digestifs, poussée dentaire, température, etc.), un inconfort (chaud, froid, couche mouillée, doudou qui gêne, etc.) ou encore la peur (terreur nocturne ou cauchemar).

Dans ce dernier cas, voici quelques conseils pour y remédier :

- mettez votre enfant au lit à des heures très régulières tous les soirs ;
- installez de petits rituels d'endormissement qui vont donner un rythme à sa vie et le rassurer pour la nuit ;
- expliquez-lui que la nuit est faite pour dormir.

Si malgré tout, il continue à pleurer, laissez-lui un moment assez long avant d'intervenir dès que vous le savez en sécurité. Très souvent, il se rendormira tout seul. C'est en résolvant le problème lui-même qu'il pourra devenir autonome vis-à-vis de son sommeil. Il est par ailleurs déconseillé de le prendre dans vos bras, mais vous pouvez le rassurer en lui parlant si nécessaire.

QUE SONT LES SPASMES DU SANGLOT ?

Lors d'épisodes de fortes colères, de douleurs, de certaines peurs, chez un enfant très émotif, ce dernier peut arrêter brusquement de respirer et rester bouche ouverte. Dans la plupart des cas (85 %), son apnée se prolonge, ses yeux se révulsent, il devient bleu et perd connaissance. Après quelques instants, il reprend conscience, souvent très fatigué. Plus rarement, surtout après une peur soudaine, l'enfant devient pâle, ne respire plus pendant quelques secondes et perd connaissance sans un cri. Cet épisode est suivi de pleurs qui signent l'arrêt du spasme. Occasionnellement, on peut observer des convulsions.

Ces spasmes du sanglot ne sont pas intentionnels. Ils sont une réponse excessive du système nerveux autonome qui contrôle la respiration et le rythme cardiaque. Ils toucheraient environ 5 % des nourrissons âgés entre 6 mois et 5 ans, âge au cours duquel ils disparaissent. S'ils sont impressionnants pour l'entourage et anxiogènes, ils n'entraînent pas de séquelles.

Il n'existe pas de traitement pour soigner ce mal. Il est cependant conseillé aux parents de rester calme et de ne pas céder aux caprices de l'enfant, car celui-ci peut profiter de la situation d'angoisse dans laquelle se trouvent ses parents pour abuser de son pouvoir.

Si les spasmes du sanglot sont fréquents chez votre enfant ou s'il convulse, parlez-en à votre médecin.

COMMENT GÉRER UN ÉPISODE DE COLÈRE ?

Quand un tout-petit se trouve emporté par une crise de colère, qu'il crie, hurle, se jette à terre, il s'agit d'un épisode tout aussi inquiétant pour vous que pour lui. L'enfant a donc réellement besoin d'être aidé.

Il faut toutefois que vous restiez ferme et que vous gardiez votre ligne de conduite. Ne vous emportez pas et ne vous sentez pas trop affecté. Veillez à ce qu'il ait quelque chose qui l'intéresse près de lui avec lequel il pourra trouver une compensation à ce qui lui a été refusé. Après sa colère, l'enfant doit pouvoir retrouver la sollicitude et la protection de l'adulte.

De nombreuses colères peuvent être évitées par la communication avec l'enfant, en le prévenant à l'avance de vos intentions notamment.

COMMENT CALMER LES PLEURS DE MON ENFANT LORSQUE JE SUIS À L'EXTÉRIEUR ?

Habituellement, les tout-petits aiment sortir de la maison. Ils apprécient la poussette, les trajets en voiture ou être portés dans une écharpe ou un sac kangourou lors de balades. Curieux, ils aiment découvrir le monde, mais, parfois, la sortie se transforme en drame et le nouveau-né se met à pleurer. Dans ce cas, restez toujours calme. Vérifiez tout d'abord son confort : A-t-il froid ? Ses vêtements ou la ceinture de sécurité le gênent-ils ? Sa couche est-elle sale ? N'y a-t-il pas trop de bruit ? Est-il fatigué ? A-t-il faim ?... Rassurez-le et réconfortez-le, faites-lui se sentir en sécurité. Il est d'ailleurs conseillé d'expliquer au préalable à votre bébé ce que vous allez faire pour le préparer à sa sortie.

Beaucoup de pleurs peuvent être évités si vous respectez le rythme de votre enfant : évitez les sorties alors qu'il est fatigué ou qu'il a faim, ainsi que les endroits qui le sollicitent trop et qui l'excitent inutilement, comme les grandes surfaces.

Parfois, certains enfants pleurent systématiquement quand on les installe dans la poussette et qu'ils ne voient plus leurs parents. En tournant la nacelle ou le siège, vous résoudrez le problème.

POUR ALLER PLUS LOIN

SOURCES BIBLIOGRAPHIQUES

- BARRACO DE PINTO (Marthe), *Les pleurs du bébé*, Savigny-sur-Orge, Éditions Duval, 2013.
- LEERSNYDER (Hélène de), « Rythmes fondamentaux du bébé », in *Spirale*, Toulouse, Éditions Eres, 2007.
- DIDIERJEAN-JOUVEAU (Claude-Suzanne), *Ne pleure plus bébé !*, Suisse, Jouvence, 2008.
- GREMMO-FEGER (Gisèle), « Un autre regard sur les pleurs du nourrisson », conférence donnée lors du 15e congrès national de pédiatrie ambulatoire à Saint-Malo, in *Co-naitre*, 2007. http://www.co-naitre.net/flire.html
- SOLTER (Aletha), *Pleurs et colères des enfants et des bébés*, Suisse, Jouvence, 2015.
- TRUCHIS (Chantal de), *L'éveil de votre enfant. Le tout-petit au quotidien*, Paris, Albin Michel, 2009.

SOURCES COMPLÉMENTAIRES

- LEBOYER (Frédérick), *Shantala : un art traditionnel, le massage des enfants*, Paris, Éditions du Seuil, 2004.
- THIRION (Marie), *Le sommeil, le rêve et l'enfant*, Paris, Albin Michel, 2002.

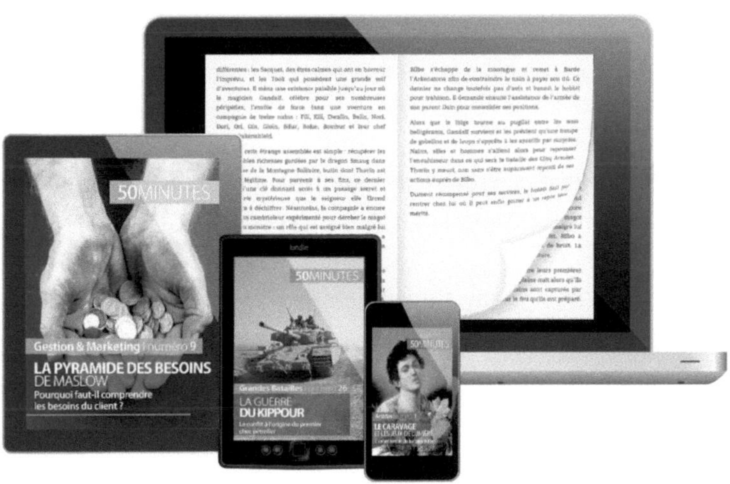

Éditeur responsable : Lemaitre Publishing
Avenue de la Couronne 382 | B-1050 Bruxelles
info@lemaitre-editions.com

ISBN ebook : 978-2-8062-7616-2
ISBN papier : 978-2-8062-7617-9
Dépôt légal : D/2016/12603/45
Photo de couverture : © Halfpoint – Fotolia.com.